Docteur Alfred DAUMAS

Docteur en Médecine et en Pharmacie
Docteur ès Sciences de l'Université de Paris
Bactériologiste des Hôpitaux de Nice

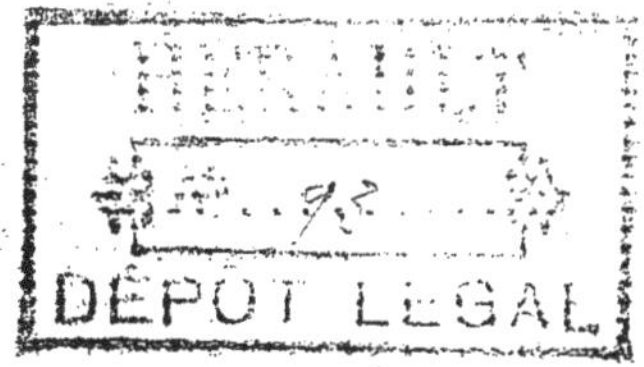

Technique Nouvelle
De la Réaction Acétique
pour la
Différenciation des Exsudats et des Transsudats

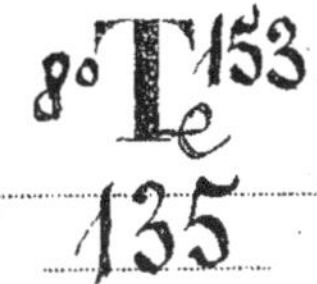

Montpellier
Firmin & Montane

1923

TECHNIQUE NOUVELLE

DE LA REACTION ACETIQUE

POUR LA

DIFFÉRENCIATION DES EXSUDATS ET DES TRANSSUDATS

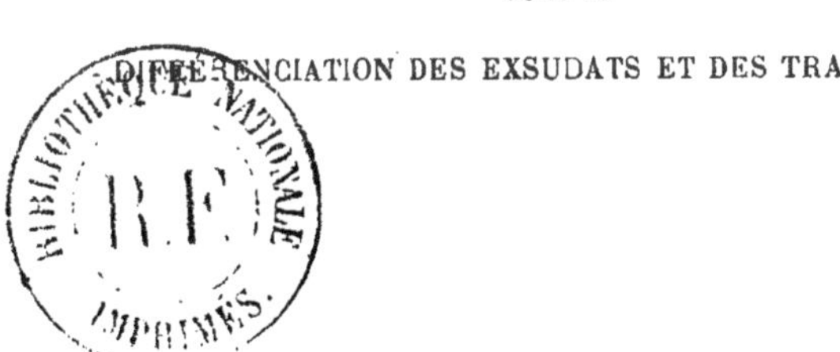

TRAVAUX PUBLIÉS

1910 Du rôle double du calcium dans la coagulation du sang et de la lymphe (avec Stassano) C. R. Ac. des Sc.

1911 La coagulation du sang. Thèse Faculté des Sciences de Paris.

Le leucocyte et ses granulations

La fermentation de l'urée.

1914 Les variations des rapports urologiques. Thèse Faculté de Pharmacie.

Notes d'urologie.

1920 Pseudo parasites dans un abcès du foie (avec Cottea). C, R. Soc. Biologie. T. XXXIII.

Du rôle de l'antigène dans la réaction de Bordet-Wassermann et des divergences entre les antigènes à base de foie et ceux à base du cœur. C. R. Soc. Biologie, T, LXXXIII.

Actions des toxines microbiennes entr'elles et des sérums sur les toxines (avec Milhe), C. R. Soc. Biologie, T. LXXXIII.

1921 De l'examen du réticulum fibrineux dans la fièvre de Malte. C. R. Soc. Biologie T. LXXXIV.

1922 Un nouveau cas de Kala-Azar infantile en France. (d'Œlsnitz-Balestre et A. Daumas. Soc. médical des Hôpitaux de Paris.

1923 Insuffisance de la technique de la réaction de Rivalta lui enlevant toute valeur dans la différenciation des exsudats et des transsudats (avec Lautier). C. R. Soc. Biologie (T. LXXXVIII).

Technique correcte de la réaction acétique comme moyen de différencier les exsudats des transsudats, (avec Lautier). C. R, Soc. biol. (T. LXXXVIII).

TECHNIQUE NOUVELLE

DE LA RÉACTION ACÉTIQUE

POUR LA

DIFFÉRENCIATION DES EXSUDATS ET DES TRANSSUDATS

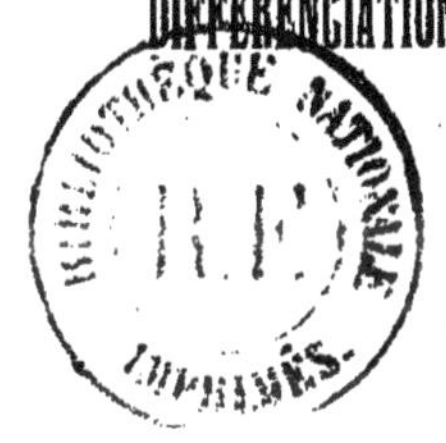

PAR LE

Docteur A. DAUMAS

DOCTEUR EN MÉDECINE ET EN PHARMACIE

DOCTEUR ÈS SCIENCES DE L'UNIVERSITÉ DE PARIS

BACTÉRIOLOGISTE DES HOPITAUX DE NICE

MONTPELLIER

IMPRIMERIE FIRMIN ET MONTANE

3, Rue Ferdinand-Fabre, 3

1923

TECHNIQUE NOUVELLE

DE LA RÉACTION ACÉTIQUE

POUR LA DIFFÉRENCIATION DES EXSUDATS ET DES TRANSSUDATS

INTRODUCTION

La valeur d'une méthode en médecine, comme d'ailleurs dans toutes les sciences d'observation, ne peut être considérée comme absolue que si les faits se répètent avec un même déroulement inéluctable sous les yeux de ceux qui cherchent à les reproduire : toutes choses égales, d'ailleurs si la suite des phénomènes varie selon des expérimentateurs différents, placés dans des conditions identiques, l'expérience conserve toujours sa valeur intrinsèque. Elle suscite des recherches, provoque des discussions et, jusqu'à ce que tous puissent la répéter, également importante qu'elle serve à affirmer la vérité ou à repousser l'erreur.

En biologie, en médecine humaine plus particulièrement, où les réactions d'ordre psychique et physiologique sont intimément liées entre elles, il est plus difficile encore de donner le branle à une même suite de faits. L'organisme de l'homme est sensible à des influences minimes, et l'on en trouve une preuve dans l'objet de notre thèse, sur les différences de résultat, constatées par un même individu, pour un même épanchement. Encore qu'il soit possible de les interpréter, semble-t-il, correctement, elles pourraient légitimer le travail que nous avons entrepris. Mais c'est la technique même de la réaction acétique pour la différenciation des exsudats et des transsudats qui a suscité des critiques et fait naître des recherches. Nous avons voulu, en effet, étant donné l'utilité de la réaction de Rivalta, en définir une technique rigoureuse pour que des réponses différentes fussent interprétées exactement.

Notre travail comporte donc des divisions nettes. Après un exposé historique de la question, nous décrirons la façon de procéder classique pour la différenciation au moyen de l'acide acétique dilué des liquides de traussudation et d'exsudation. Cela fait, nous indiquerons les particularités de la réaction, telle que nous l'avons réglée avec le docteur Lautier. Nous dirons ensuite de quelle utilité pour la clinique elle peut être et les rapports qu'elle présente avec les examens de laboratoire pratiqués sur les mêmes liquides. Nous résumerons, enfin, dans un chapitre d'ensemble, les points essentiels de notre thèse, heureux si nous avons pu faire œuvre utile.

CHAPITRE I

Historique

La réaction de Rivalta ou réaction acétique est journellement utilisée en clinique. Elle a connu des heures de gloire, mais elle a été vivement critiquée aussi et abandonnée par certains cliniciens.

Rendons hommage à Rivalta qui fit paraître le premier travail sur la réaction acétique qui porte son nom. Ce travail fut publié en 1895, dans la *Riforma Medica,* à Naples, la méthode fut décrite et Rivalta expliqua la nécessité qu'il y a quelquefois en clinique de savoir si l'on se trouve en présence d'un traussudat ou d'un exsudat.

Les travaux de Rivalta furent connus surtout en Italie et en Allemagne, mais ils passèrent presque inaperçus en France, où quelques périodiques médicaux, seuls, la signalèrent au public médical. C'est ainsi que nous trouvons des résumés de cette question dans la *Semaine Médicale,* en 1895; dans le *Journal de Médecine,* de Bordeaux, en 1896.

Peu après, une certaine confusion s'établit entre la réaction de Rivalta (si peu connue encore qu'on l'appelait réaction de Rivoltat) et la réaction de précipitation des matières albuminoïdes par l'acide acétique, signalé par Moritz, en 1902, dans les *Liquides organiques.* Les recherches de ce dernier remontent même à 1886, et il termine l'article, dans lequel il expose sa technique de la façon suivante: « J'ai fait de la réaction par l'acide acétique comme moyen de diagnostic, entre les exsudats et les transsudats, un usage très fréquent dans mes leçons et dans ma pratique. » Voici quelle était la technique de Moritz: quelques gouttes d'une solution d'acide acétique, à 5 0/0 environ, mises dans un liquide non dilué (exsudat), provoquait au début un précipité qui, dans la suite, disparaissait si on l'agitait. Il devenait, toutefois, persistant si le liquide devenait neutre ou faiblement acide. La précipitation se faisaitt en masse uniquement dans les exsudats.

Ce fut là l'origine de discussions, à propos de l'attribution de priorité. Nous passerons sur tous les articles fournis à ce sujet pour dire que les deux principaux intéressés se mirent d'accord: Moritz reconnaissant que si les deux méthodes sont fondées sur le même principe: précipitation dans l'acide acétique des corps albuminoïdes contenus dans les épanchements inflammatoires, leurs deux techniques sont absolument différentes...

Mais Rivalta avait reconnu aussi que les méthodes étant différentes, les résultats étaient différents aussi: « Avec la méthode de Moritz, les transsudats peuvent aussi donner un précipité ». Avec ma méthode (Rivalta), on obtient, en employant le sérum de sang normal, une traînée très remarquable, alors qu'avec la méthode de Moritz on n'obtient rien ».

Les travaux sur cette réaction ont été vulgarisés à l'étranger, peu après cette polémique. Et la réaction porta le nom de réaction de Rivalta, bien différente, en effet, de la réaction de Moritz.

En France, nous signalerons les travaux de Lautier, sur

la question, et la thèse de Barbier de la Serre, qu'il a lui-même inspirée. Cette thèse, au moment où elle parut, en 1909, constituait la monographie la plus complète et la plus sérieuse sur la question. Depuis, divers auteurs se sont occupés de la réaction de Rivalta, et l'on en parle même dans les traités classiques : Collet la mentionne. Dans le *Traité de pathologie interne* publié sous la direction de Sergent, on lui consacre quelques lignes. Enfin, les deux communications que nous avons faites à la Société de biologie, en collaboration avec le docteur Lautier, en mars et juin dernier, sont à notre connaissance, les dernières sur la question.

CHAPITRE II

Technique classique de la réaction de Rivalta

Ce sont, en effet, les deux communications récentes qui ont été le point de départ de notre thèse. L première traitait de l'*Insuffisance de la technique de la réaction de Rivalta;* la seconde, logiquement, devant bâtir alors que la première avait détruit, est consacrée à la description de *La technique correcte de la réaction acétique.* Aussi, et avant d'aller plus loin, importe-t-il donc de donner un minutieux exposé de la technique utilisée jusqu'à aujourd'hui. Nous avons, à cet effet, fait de larges emprunts à la thèse de Barbier de la Serre. Ailleurs, en effet, nous n'avons trouvé que des descriptions sommaires et, quelquefois même, inexactes.

« La réaction de Rivalta est basée sur l'emploi de l'acide acétique, qui détermine dans les exsudats séreux la formation d'un précipité caractéristique soluble dans un excès d'acide, tandis que ce précipité ne se produit pas dans les épanchements non inflammatoires... Dans un verre à expérience ordinaire, on verse 50 grammes d'eau distillée; on y ajoute une goutte d'une solution d'acide acétique au demi et l'on y fait tomber une goutte de l'épanchement qu'il s'agit d'examiner ». Le moyen le plus simple recommandé par l'auteur est d'utiliser une seringue de Pravaz, pour retirer le liquide de l'organisme et de laisser tomber une goutte d'une très faible hauteur au-dessus de la dilution, au 1/50e de l'acide acétique. Ce titre, au 1/50e, auquel s'est arrêté l'auteur, a été choisi après de multiples tâtonnements.

La réaction se produit immédiatement, et « la goutte descend lentement au fond du verre, prend d'abord, dès son contact avec l'eau acidulée, la forme d'une couronne de couleur blanc bleuâtre, qui, d'étroite au début, va en s'élargissant, se gaufrant légèrement. Parfois, cette couronne se déforme rapidement dès la première partie de sa chute, se divisant sur son parcours en un nombre plus ou moins grand de stries blanc bleuâtres, comparables au mince filet de fumée qui s'échappe en spirales du bord allumé d'un cigare ». Au fond du verre s'accumule un précipité formant une « masse élastique ».

Mais cela n'est qu'une partie de la réaction ; il faut, pour affirmer la nature inflammatoire ou non d'un liquide, lui « faire subir une contre-épreuve ». « On doit ajouter à la solution une petite quantité d'acide acétique et si le précipité qui s'était formé disparaît aussitôt, on écarte d'emblée la seule cause d'erreur que l'on puisse rencontrer, c'est la présence de mucine dans le liquide à examiner. En effet, la mucine coagule bien dans l'eau légèrement acidulée par l'acide acétique, mais le précipité qu'elle forme ne se dissout pas dans un excès d'acide ».

Barbier de la Serre, dans le chapitre de sa thèse, consacré à la technique, passe en revue les résultats obtenus avec des dilutions plus concentrées d'acide acétique. Les résultats nous importent peu du moment que, comme Rivalta, il s'est arrêté à la dilution au 1/50e, et c'est, par conséquent, sur la méthode que nous venons de rapporter que porteront nos critiques. Néanmoins, nous indiquons l'intérêt des recherches qu'il publie après. Cet auteur a essayé de répéter la réaction de Rivalta avec du vinaigre blanc du commerce, avec l'eau ordinaire, et a comparé les résultats obtenus à ceux que donnaient dans les mêmes cas les réactifs d'une pureté plus grande. « La réaction se présente aussi nette avec l'un qu'avec l'autre; la quantité de gouttes à verser dans les 50 grammes d'eau est plus élevée, et voilà tout; au lieu d'une goutte, il suffit d'employer de cinq à dix gouttes, suivant le vinaigre que l'on a en sa possession ». On devine de quelle utilité pratique et immédiate sont de semblables procédés.

Il y a de nombreuses causes d'erreur: quelquefois il est difficile de se prononcer sur le sens de la réaction; il se peut que transsudat et exsudat se greffent l'un sur l'autre; la réaction peut varier dans un sens ou dans un autre, pour le plus grand embarras du médecin, celui-ci n'arrivant pas à comprendre la signification de résultats successifs et contradictoires. Et, d'ores et déjà, ne pouvons-nous pas penser que la réaction de Rivalta, présentée au public médical comme ayant une valeur absolue, signature d'épanchements inflammatoires, est sujette à caution? Ou bien encore que la technique défectueuse doit être seule accusée des interprétations difficiles ou contredites de la façon la plus formelle par les données de l'examen clinique? Quoi qu'il en soit, et sans empiéter dès l'instant sur les chapitres qui suivent, disons que l'inconstance des réponses données nous ont poussé à rechercher les défauts de la technique classique, à préciser minutieusement les détails de celle que nous avons réglée, en collaboration avec le docteur Lautier. En effet, observant au lit du malade une même réaction, à la même heure, deux observateurs avisés trouvèrent un jour un résultat différent. Cette cause de divergence était due à ce qui les deux techniciens n'observaient pas la réaction sous le même rayon d'incidence: l'un observait en pleine lumière, l'autre observait en lumière oblique, son regard dirigé sur un fond sombre.

CHAPITRE III

Insuffisance de la technique de la réaction de Rivalta lui enlevant toute valeur dans la différenciation des exsudats et des transsudats

Dans une communication du 6 mars 1923, à la Société de Biologie, nous disons avec Lautier :

« La technique de la réaction de Rivalta pour la différenciation des exsudats et des transsudats, telle qu'elle est pratiquée actuellement, expose ceux qui l'utilisent à commettre des erreurs dans son interprétation.

» Plusieurs observateurs recherchant au même moment la réaction avec un même liquide, dans un même local, peuvent trouver des résultats absolument différents ».

Il fallait, en effet, de toute évidence, pour démontrer l'inconstance du procédé se placer toujours dans les mêmes conditions. Et en particulier il était nécessaire que l'éclairage du local fut réalisé sans cesse de la même façon. Un phénomène aussi fugace et quelquefois aussi subtil que le décrivaient les auteurs, demandait d'autre part que l'on prit des dispositions spéciales pour qu'il fût dans tous les cas de la même intensité. Voici le procédé que nous avons employé, tel que nous l'avons décrit, dans notre communication à la Société de Biologie.

« Dans une chambre noire, nous nous sommes servi d'une caisse carrée, dont les côtés avaient 0 m. 40 et dont les faces étaient tapissées de noir. Cette caisse était ouverte par une de ses faces, vis-à-vis de l'expérimentateur. Sur une des faces, la gauche, une ouverture laissait pénétrer horizontalement les rayons lumineux d'une lampe électrique de 50 bougies, enfermée dans un cône métallique réflecteur. Le verre à expériences contenant le réactif était placé sur le passage des rayons lumineux ».

On pouvait affirmer, alors, étant donné les nouvelles conditions de l'expérience, que si les résultats étaient différents de ceux qu'on était en droit d'attendre, que la réaction était loin d'avoir la valeur absolue qu'on lui prêtait jusqu'à ce moment-là. Et, pour tirer des faits d'observation les justes conclusions qu'ils comportaient, il était, d'autre part, nécessaire de répéter l'expérience à la lumière naturelle, c'est-à-dire de l'exécuter exactement de la même façon qu'on le faisait jusqu'alors, selon la technique réglée par Rivalta lui-même : seul moyen aussi de prévenir ou de faire taire les critiques que, nécessairement, nous devions nous attirer.

Les observations que nous avons recueillies sont nombreuses, et les liquides examinés sont de provenance diverse. Nous avons, en effet, varié le plus possible nos recherches et nous rapportons, pour l'instant, nos seuls résultats.

« Tous les liquides de pleurésie séro-fibrineux ou de péritonite tuberculeuse donnèrent une réaction positive, soit à la lumière naturelle, soit à la lumière artificielle ;

» La plupart des liquides d'hydrothorax donnèrent une réaction positive à la lumière artificielle alors qu'ils donnaient une réaction négative ou subpositive à la lumière naturelle;

» Tous les liquides d'ascite cirrhotique ou cardiaque donnèrent une réaction positive à la lumière artificielle alors qu'ils donnaient une réaction négative ou subpositive à la lumière naturelle ».

Ces lignes montrent bien quelle distance nous sépare des idées admises jusqu'à ces temps-ci. On avait fait de la réaction de Rivalta une méthode absolue, un moyen de recherche à peu près infaillible, dont les réponses étaient sans appel. Réaction positive signifiait: nature inflammatoire du liquide; réaction négative: transsudat. Or, nous voyons que les liquides d'hydrothorax, d'ascite cirrhotique ou cardiaque donnent une réaction positive à la lumière artificielle. Et n'était-il pas possible d'affirmer *à priori* l'inconstance des résultats. Nous l'avons dit, dès le début de notre travail: en médecine, il n'y a que des cas d'espèce, à tel point que le doute est permis, même avant tout contrôle, devant toute hypothèse, devant toute conclusion qui prétend définir l'absolue vérité.

La technique, telle que nous l'avons décrite (c'est-à-dire examen du liquide dans la chambre noire, avec éclairage latéral intensif) sensibilise beaucoup la réaction. Et la plupart des liquides d'hydrothorax donnent une réaction positive. D'ailleurs, lorsqu'on recherche la réaction de Rivalta, si on se place dans le rayon d'incidence d'un faisceau lumineux, on constate déjà que la réaction est *trop souvent positive* et bien souvent le clinicien est surpris de recevoir la réponse positive du laboratoire, alors qu'il croit se trouver en présence d'un liquide d'origine mécanique. Est-ce à dire que la réaction n'a plus aucune valeur? Nous ne le pensons pas.

Evidemment, lorsque nous nous trouvons en présence d'un liquide inflammatoire franc, aucune discussion n'est possible, la réaction positive est toujours d'accord avec la clinique.

Si nous sommes en présence d'un hydrothorax pur et *jamais ponctionné,* la réaction est souvent négative et l'accord est parfait.

Mais le clinicien attend une réponse du laboratoire dans les cas où le diagnostic clinique reste hésitant: parfois il s'agit d'un hydrothorax déjà ponctionné; souvent il s'agit d'un diagnostic à établir, c'est dans ces cas moyens que notre technique apportera plus de précision dans l'appréciation des résultats, et c'est dans ces cas, précisément, que la réaction de Rivalta ne permet pas de conclure avec certitude, car c'est le point où nous rencontrons le plus de divergences. Il en est ainsi lorsqu'un exsudat vient se greffer sur un transsudat.

Un transsudat peut se compliquer d'un exsudat, soit par suite du séjour prolongé du liquide dans la séreuse, ce qui provoque une véritable irritation, soit que le liquide s'infecte par voie endogène, ou plus rarement par voie exogène.

. . . .

CHAPITRE IV

Technique correcte de la réaction acétique

Nous ne nous en sommes pas tenu à cette partie de critique négative; nous avons fait varier les conditions de la réaction et nous avons cherché si celle-ci ne pouvait donner de résultats d'utilité pratique incontestable si l'on apportait quelque modification à la méthode de Rivalta. En effet, cet auteur avait trouvé des réponses différentes selon qu'il s'agissait d'un exsudat ou d'un transsudat; mais les conditions d'observation étaient défectueuses, une différence existe dans la composition des deux sortes de liquides et les phénomènes observés par Rivalta n'étaient-ils pas la preuve qu'on pouvait arriver, par un procédé plus exact, plus précis, à donner à la clinique un appoint sérieux pour établir la nature inflammatoire ou non du liquide examiné.

« Restant dans les conditions d'éclairage parfait par nous fixées, nous avons recherché la façon dont les liquides transsudats et d'exsudats se comportaient vis-à-vis de l'eau distillée, prise comme réactif.

» 1° Liquides de transsudats : à quelques exceptions près, tous les liquides de transsudats examinés par nous donnèrent, avec l'eau pure, une réaction positive (légère fumée de cigarette) ;

» 2° Liquides d'exsudats: tous les liquides d'exsudats nous donnèrent avec l'eau pure une réaction positive;

« 3° En diluant à 1/15, 1/20, 1/50, 1/100, 1/150, dans de l'eau distillée et opérant avec chacune de ces dilutions de tous nos liquides d'exsudats et de transsudats, nous avons observé que pour un liquide donné il existe une dilution particulière avec laquelle la réaction, dans l'eau distillée, devient absolument négative. Cette dilution permet donc d'obtenir ce que nous appelons *l'extinction de la réaction* à l'eau distillée. La réaction est généralement éteinte à l'eau distillée avec une dilution plus faible pour les transsudats que celle qui est nécessaire pour éteindre la réaction des exsudats;

» 4° Recherchant comment se comportaient vis-à-vis du réactif acétique les dilutions des exsudats et des transsudats, suffisantes pour éteindre la réaction des liquides dans l'eau distillée, nous avons observé que tous les exsudats donnaient une réaction positive et tous les transsudats purs une réaction négative ».

Telles sont les constatations que nous avons faites, en collaboration avec le docteur Lautier, et communiquées tout récemment à la Société de Biologie. Nous rapportons dans les pages qui suivent quelques-unes des expériences qui nous ont permis d'arriver à de semblables résultats.

Nous devons ajouter que, déjà, dans sa thèse, Barbier de la Serre, dans le chapitre où il rapporte les recherches expérimentales personnelles qu'il fit dans le service du professeur Picot, à Bordeaux, avait pensé à ne se servir comme réactif que de l'eau distillée, sans adjonction d'acide acétique. Et il a comparé les résultats alors obtenus avec ceux que lui procuraient la réaction à l'acide acétique. Les liquides d'exsudats qui avaient donné une réponse positive avec l'acide acétique ont également donné un louche plus ou moins léger dans les verres qui servaient à l'expérience. Les liquides de transsudats ont également donné une réponse de même sens avec l'eau distillée et l'acide acétique. Et cet auteur conclut ainsi : « Ainsi donc l'eau distillée ordinaire et le soluté physiologique peuvent donner avec de certaines exsudats un léger louche, mais qui n'a rien de comparable avec le résultat que donne la réaction de Rivalta. C'est très difficilement qu'on peut l'apercevoir et il est parfois si faible que l'on ne peut affirmer son existence. Avec les transsudats, nous n'avons jamais rien trouvé ».

La distance qui sépare nos conclusions de celles de Barbier de la Serre est considérable, et nous croyons que les divergences sont dues au défaut de technique. Il ne lui reste pas moins le mérite d'avoir vulgarisé en France une méthode d'utilité pratique incontestable et d'avoir indiqué le chemin à ceux qui, après lui, ont désiré s'y engager.

Il a varié ses réactifs, surtout faisant agir l'acide acétique plus ou moins dilué sur les différents liquides organiques, pathologiques ou non. Il a, en effet, essayé seulement l'eau distillée sans ajouter d'acide. Nous discuterons tout à l'heure, en donnant les réponses que nous avons obtenues en opérant sur ces mêmes liquides, selon notre méthode, celles qu'il rapporte. Auparavant, nous signalerons les données fournies par l'expérimentation avec des acides autres que l'acide acétique.

Il était normal de se demander si d'autres agents que celui-ci pouvaient être utiliser et de chercher, par conséquent, quelle était la portée générale de la réaction de Rivalta. C'était là une recherche purement expérimentale, presque empirique même, quand il a fallu définir les doses nécessaires et suffisante à l'obtention d'un résultat valable. Si, par un raisonnement, par analogie ou par induction, nous pouvions penser que l'acide acétique donnant un précipité avec les liquides d'exsudats, certaines conditions étant réalisées, d'autres acides faibles pouvaient aussi lui être substitué, nous n'avions aucune base solide nous permettant de soutenir, *à priori*, l'hypothèse que des acides forts eussent les mêmes propriétés. Et c'est au prix de tâtonnements successifs et nombreux que nous sommes arrivés à préciser le nombre de gouttes nécessaires pour chacun d'eux. Il nous paraît que les faits que nous observons et que nous suscitons ont une utilité pratique et théorique incontestable. Du laboratoire où elles sont élaborées, les techniques nouvelles doivent être mises à la portée du médecin praticien, et plus les matériaux nécessaires à un même examen sont nombreux et interchangeables, plus le praticien le plus modeste pourra pratiquer cet examen. D'autre part, les faits de détail ont tous une valeur intrinsèque: on ne peut, en effet, s'élever aux idées générales qu'en les accumulant après de minutieuses et précises observations.

Quoiqu'il en soit, nous avons substitué à l'acide acétique les réactifs suivants:

L'acide phosphorique officinal : PO^4H^3;

L'acide chlorhydrique officinal: HCl;

L'acide sulfurique officinal: SO^4H^2;

L'acide azotique: NO^3H.

Ces acides ont été employés avec des liquides déjà examinés avec l'acide acétique: CH^3CO^2H. Nous avons varié les doses et nous concluons des observations faites que chacun de ces acides doit être dilué à: deux gouttes d'acide pour cent d'eau.

Avec ces réactifs à deux gouttes pour cent, les résultats ont été sensiblement les mêmes que ceux obtenus avec l'acide acétique.

Nous avons tenu à consigner dans notre travail un résumé des observations que nous avons faites sur ce côté de la réaction. Celles-ci sont encore peu nombreuses, mais elles indiquent, dès maintenant, dans quelle voie on peut aiguiller une partie des recherches faites sur l'influence de certains corps chimiques sur les liquides d'exsudation ou de transsudation de l'organisme. D'autre part, elles permettent de penser que les corps peuvent varier, sinon à l'infini, du moins dans des limites étendues. Il ne semble pas, en effet, du moment que l'acide acétique, chlorhydrique, phosphorique, sulfurique et azotique, dilués à une ou à 2 gouttes pour cent, provoquent la formation d'un précipité dans « les dilutions des exsudats et des transsudats, suffisantes pour éteindre la réaction des liquides dans l'eau distillée », que d'autres acides ne puissent agir de la même façon, toutes choses égales d'ailleurs. C'est un peu dans ce sens que seront, au demeurant, dirigées les recherches que nous allons poursuivre sur ce sujet. Nous ne faisons, par conséquent, que préciser le point de départ, sans nullement indiquer le but à atteindre. L'observation seule nous fixera là-dessus ; nous nous gardons de poser, dès maintenant, des corollaires aux résultats déjà obtenus. Les faits seuls permettent une conclusion.

Mais après avoir utilisé des réactifs divers, nous avons essayé avec un seul d'entre eux ou successivement, selon le cas, de définir la façon dont se comportaient les liquides de l'organisme vis-à-vis d'eux, qu'ils fussent physiologiques ou pathologiques. Barbier de la Serre, en collaboration avec le docteur Lautier, a eu la même idée, et il rapporte, en quelques pages, les résultats de son expérimentation. Nous n'avons pu encore répéter ces opérations sur tous les liquides qui ont servi à cet auteur. Mais nous pouvons donner les conclusions qui apparaissent, évidentes, après celles que nous avons effectuées sur le sang et le liquide céphalo-rachidien.

CHAPITRE V

Recherche de la réaction acétique sur le sang

La recherche de la réaction de Rivalta avec du sang humain donne un résultat positif. La technique employée par Barbier de la Serre est à la portée de tous : « Par ponction veineuse, à l'aide d'une aiguille de seringue de Pravazz ordinaire, nous avons receuilli dans un tube à essai quelques centimètres cubes de sang. Aussitôt recueilli, nous avons posé le tube à essai dans une position couchée, fortement oblique, et nous l'avons laissé ainsi vingt-quatre heures. Au bout de ce temps, le sérum du sang était nettement séparé du caillot. Nous l'avons puisé délicatement avec une pipette Pasteur. Nous avons versé une goutte de ce sérum dans un verre contenant le réactif normal. Il s'est produit une réaction très nette, en tout comparable à celle qui se produit dans un liquide fortement inflammatoire ». A peu près de la même façon, cet auteur opéra sur du sang d'animal et, une fois encore, sur du sang humain, fraîchement recueilli, enfin, sur du sérum de cheval. Pour cela, il utilisa du sérum antidiphtérique. Chaque fois la réaction de l'acide acétique fut positive.

Nous avons essayé la réaction de Rivalta classique avec le sérum sanguin, et en procédant selon la technique que nous venons de rapporter, nous avons abouti aux mêmes résultats que le précédent auteur. Cette réaction est toujours positive; un précipité net apparaît dès que la goutte de sérum entre en contact avec la solution acétique.

Nous avons repris cette étude avec notre technique sensibilisée, nous avons constaté qu'avec cette technique la réaction peut être observée à une dilution beaucoup plus grande qu'avec le Rivalta classique.

Mais alors que la plupart des auteurs s'étaient, jusqu'ici, contentts d'opérer avec une solution à un titre fixe, nous avons fait varier les titres des dilutions. En effet, tout phénomène d'ordre chimique présente un seuil minimum, à partir duquel il devient de plus en plus net, de plus en plus apparent. Il nous a semblé d'un précieux enseignement de tenter de définir les conditions limites dans lesquelles pouvait naître le précipité. Aussi avons-nous dilué le sérum dans l'eau distillée, à des taux progressivement croissants. Nous avons commencé par diluer seulement au 1/10e, puis au 1/20e, 1/50e, 1/100e, 1/200e, 1/300e, 1/500e, 1/750e, 1/1000e, 1/2000e..

Nous n'avons pu fixer une limite précise. Nous avons constaté que la limite de la réaction positive est très variable, sans d'ailleurs arriver à remonter aux causes de cette variabilité. Alors que la plupart des sérums précipitent à 1/100e, d'autres sérums donnent une réaction encore sensible à 1/2000e. Le sérum normal précipite à 1/100e environ.

Le sang étant, d'autre part, capable de traduire, d'une façon propre les variations physio-pathologiques de notre organisme, nous avons essayé d'étudier la courbe des variations de la réaction dans le cours des maladies infectieuses aiguës et jusqu'au moment de la mort. Nous pensions, avant le début de nos investigations, que nous n'aboutirions qu'à des résultats fragiles et inconstants. Il eût fallu, pour obtenir une réponse ferme et capable de confirmer un diagnostic hésitant ou susceptible d'étayer un pronostic incertain, que le sérum normal donnât, dans des conditions identiques, une même réaction avec notre technique. Et du moment qu'il nous était impossible d'atteindre ce but chez un individu sain comment eût-il pu en être autrement alors que, l'organisme malade, nous ignorons tout du processus intime qui a lieu à l'intérienr des tissus ?

Néanmoins, fidèle à la méthode féconde d'observation, nous avons poursuivi notre travail dans le sens indiqué. Les résultats n'ont pas été très encourageants et dans leurs variations nous n'avons pas pu encore dégager une règle définie en vue du pronostic ou du diagnostic des maladies. Nous avons constaté une augmentation de la limite positive dans la plupart des maladies aiguës, mais cette limite est variable d'un jour à l'autre, sans parallélisme bien marqué avec l'évolution clinique de la maladie. Il nous est arrivé de constater à la veille de la mort, soit une augmentation de la limite de la réaction, soit une diminution de cette limite. D'autres fois, au moment de la défervescence, nous avons observé une diminution de la réaction, d'autrefois une augmentation.

Etant donné ces variations de la réaction, nous continuerons nos recherches sur un plus grand nombre de sujets. Il est nécessaire, en effet, de pouvoir établir la limite de la réaction au moins tous les deux jours, en prélevant le sang dans des conditions identiques et aux mêmes heures. Voici comment on peut procéder :

On prélève le sang par ponction veineuse ou bien par

piqûre au bout du doigt, de manière à avoir un centimètre cube de sang. On fait une dilution du sérum, obtenu après coagulation, à 1/10e, à l'aide de cette dilution à 1/10e on prépare une dilution à 1/100e. On essaye la réaction à cette dilution puis on continue les dilutions à 1/200e, 1/300e, etc., tant qu'elles se montrent positives.

Au contraire, si la dilution à 1/100e présente une réaction négative, essayer la réaction à 1/10e, puis continuer les dilutions à 1/20e, 1/30e, 1/50e, et ainsi de suite.

Afin que les conditions de l'expérience fussent plus rigoureuses, nos sérums ont été essayés douze heures environ après leur prélèvement. Nous ne ferons pas suivre de commentaires les faits assez précis que nous rapportons. L'inconstance des réponses, leur irrégularité défie, nous semble-t-il, tout essai d'explication et suscite, au contraire, de nouvelles recherches, voire même, peut-être, une méthode plus sûre. Nous n'insisterons pas là-dessus.

Nous ne voulons pas discuter non plus de la nature du précipité qui se forme. Quand il s'agit du procédé classique de Rivalta, quelques auteurs ont essayé d'identifier la matière albuminoïde qui apparaît lorsque le réactif et le sérum sont en présence : « Collet, dans son *Précis de Pathologie interne,* prétend que la réaction de Rivalta indique dans un liquide la présence de fibrine. Les expériences de Lautier nous permettent d'infirmer ce fait :

1° Un liquide inflammatoire débarrassé de sa fibrine par repos, coagulation spontanée et filtration successives, donne, malgré cela, une réaction de Rivalta aussi nette qu'au moment de son extraction ;

2° Un liquide non inflammatoire contient presque toujours des quantités variables de fibrine ; quelques-uns de ces liquides, retirés par nous, en contenaient une telle proportion qu'ils se formaient en masse quelque temps après la ponction. Ils ne donnaient cependant pas la réaction de Rivalta ». C'est ce qu'écrivait le docteur Lautier, en 1909, dans les comptes rendus des séances de la Société de Biologie (t. LXVIII, p. 385). Nous n'entamerons pas donc une démonstration à ce sujet, cela nous entraînerait trop loin et hors des cadres du sujet, car nous ne nous sommes pas proposés de définir la nature chimique du corps précipité. Nous signalons seulement l'intérêt que présente cette question. D'autre part, comme les résultats obtenus par la méthode classique et ceux que donne la nôtre sont différents, il nous a fallu, pour traiter de la question à fond et en conscience, pratiquer des recherches auxquelles nous n'avons pas pu encore nous livrer.

La façon de réagir de certains autres liquides de l'organisme vis-à-vis de notre réactif nous a aussi préoccupés.

Nous étudierons : le liquide céphalo-rachidien, le liquide d'œdème des membres inférieurs recueilli à l'aide des tubes de Southey.

CHAPITRE VI

Recherche de la réaction acétique dans le liquide céphalo-rachidien

Ici, encore, nous retrouvons la différence qui existe entre la réaction classique et celle que nous avons préconisée. « Liquide céphalo-rachidien de malades n'ayant pas d'affections inflammatoires des centres nerveux ou de leurs enveloppes : réaction de Rivalta toujours négative ;

» Liquide d'œdème des membres inférieurs, recueilli à l'aide de tubes de Southey. Réaction de Rivalta toujours négative ».

Et il est bien vrai que dans ces cas les réponses du laboratoire étaient nettement conformes aux données de la clinique puisque dans l'un et l'autre cas il n'est nullement question de liquides inflammatoires.

A notre tour, après avoir prélevé du liquide céphalo-rachidien par ponction lombaire, chez des individus dont l'examen clinique et les examens de laboratoire, nécessaires à une pareille affirmation, montraient l'intégrité de tout le système nerveux et de ses enveloppes, nous l'avons mis en présence des réactifs variés que nous avons indiqué plus haut.

Le liquide normal donne une réaction sensibilisée négative.

Le liquide pathologique donne une. réaction positive, mais la limite du résultat positif est faible; nous l'avons rarement vue dépasser la dilution de 1/50e: il s'agissait de méningite tuberculeuse.

Pourrait-on, d'après l'intensité de la réaction acétique, tirer une conclusion pratique en vue de son utilisation clinique? Nos premiers résultats ne paraissent pas très encourageants. Voici quelques-uns de ces résultats:

Expériences effectuées sur le liquide céphalo-rachidien:

N° 1. — Salle 16. — Liquide contenant 28 lymphoytes par m/m, 0 gr. 45 d'albumine.

Réaction de Bordet-Wassermann positive.

		Liquide pur	Dilué à 1/5	à 1/10	à 1/20
Réactions	Acétique	+	+	+	—
	Phosphorique	+	+	+	—
	Chlorhydrique	+	+	—	—
	Eau pure	—	—	—	—

N° 2. — M. Ma... Diagnostic clinique: réaction méningée chez un ancien spécifique. Liquide hypertendu contenant 10 lymphoytes par m/m; albumine, 0 gr. 56 ; glucose, 0,40.

Réaction de Bordet-Wassermann négative.

		Liquide pur	Dilué à 1/5	à 1/10	à 1/20
Réactions	Acétique	+	+	+	—
	Phosphorique	+	—	—	—
	Chlorhydrique	-	—	—	—
	Eau pure	—	—	—	—

N° 3. — Enfant M... Diagnostic clinique: méningite tuberculeuse.

240 éléments par m/m cube ; lymphocytose, 96 0/0; albumine, 0 gr. 75; glucose, 0 gr. 10.

Réactions	Liquide pur	à 1/10	à 1/30	à 1/50	à 1/100
Acétique	+	+	+	+	—
Phosphorique	+	+	+	+	—
Chlorhydrique	+	+	+	—	—
Eau pure	+	—	—	—	—

N° 4. — Enfant B..., deux mois et demi. Liquide légèrement hypertendu.

Quatre éléments par m/m cube; albumine, 0 gr. 25; glucose, 0 gr. 60.

Toutes les réactions sont *négatives.*

N° 5. — Salle MH 21, service du docteur Langlois. Azotémique.

14,5 éléments par m/m cube; lymphocytes, 95 0/0; albumine, 0 gr. 35; glucose, 0 gr. 45; urée, 1 gr. 57; chlorures, 7 gr. 02.

Toutes les réactions sont *négatives.*

N° 6. — Service du docteur Langlois. N° 7. Méningite spécifique.

Réaction positive à 1/5e.

N° 7. — M. X... Encéphalite léthargique.

Réaction négative.

N° 8. — M. B... Méningite cérébro-spinale, à méningocoques.

Albumine, 2 gr. 50; glucose,0; 450 polynucléaires par m/m cube.

Réactions	Liquide pur	à 1/10	à 1/30	à 1/50	à 1/100
Acétique	+	+	+	—	—
Eau pure	+	+	—	—	—

Examen de 20 *liquides normaux:* sans lymphocytose ni hyperalbuminose.

Réactions négatives.

Ces premiers résultats appellent de nouvelles recherches d'un intérêt purement scientifique. Nous ne pensons pas que la réaction pourra avoir un avantage pratique en clinique; les procédés de laboratoire utilisés actuellement sont plus précis et d'une exécution aussi simple.

Recherche de la réaction acétique, sensibilisée avec le liquide d'œdème sous-cutané

Le liquide d'œdème a été recueilli en piquant les tissus œdématiés avec des tubes de Southey. Des tubes portaient des tuyaux en caoutchouc, apportant le liquide dans des tubes à essai.

Nous avons essayé notre réaction sur quatre liquides ainsi obtenus :

La réaction s'est montrée négative.

Deux fois nous avons obtenu une réaction faiblement positive avec le liquide pur. Mais la réaction était également positive avec l'eau. Les liquides dilués au 1/10e ont donné une réaction négative avec l'eau et avec l'eau acétique.

Par conséquent la réaction acétique ne permet pas de conclure autrement que la réaction de Rivalta.

Le liquide d'œdème donne une réaction négative.

Etude de la réaction acétique sensibilisée avec les liquides de ponction

Observation 1

Deux liquides pleurétiques arrivent au laboratoire de l'hôpital. Les deux liquides présentent une réaction acétique sensibilisée positive; mais la réaction est positive aussi avec l'eau ordinaire.

Nous diluons ces liquides à 1/100e à l'aide d'eau distillée. Les liquides dilués ne donnent plus la réaction positive à l'eau.

Nous essayons la réaction avec les dilutions successives et les réactifs préparés avec l'acide acétique dilué (réactif de Rivalta) avec l'acide phosphorique dilué, avec l'acide chlorhydrique dilué.

Voici quels ont été les résultats obtenus avec le liquide dilué lorsque la réaction a été éteinte par l'eau :

	N° 8	N° 15
Numération des éléments nucléés par m/m cube	2.400	1.220 éléments
Réactif Acétique	Réaction positive	Réaction négative
Réactif phosphorique	Réaction positive	Réaction négative
Réactif chlorhydrique	Réaction positive	Réaction négative
Eau	la réaction est éteinte	la réaction est éteinte

Formule cytologique :

Cellules endothéliales	8 0/0	65 0/0
Leucocytes..........	92 0/0	35 0/0
Lymphocytes........	82 0/0	30 0/0
Polynucléaires.......	10 0/0	5 0/0

Le liquide n° 8, examiné au lit du malade, avait donné une réaction de Rivalta négative, en désaccord avec la clinique.

Le liquide n° 15 donnait, au contraire, une réaction de Rivalta subpositive.

Observation 2

Malade n° 20, M. H... Service de M. le docteur Langlois. Hydrothorax.

1er *avril. Première ponction:*

Réaction de Rivalta négative.

Réaction sensibilisée (technique de Daumas et Lautier), effectuée sur liquide pur, sur liquide dilué et en eau pure. Résultat négatif.

15 *avril. Deuxième ponction:*

Réaction de Rivalta *positive.*

Réaction sensibilisée (technique de Daumas et Lautier), effectuée sur liquide pur, sur liquide dilué et en eau pure.

Résultat *négatif.*

Observation 3

M. H..., n° 4. Diagnostic clinique: hydrothorax.

Réaction de Rivalta *positive.*

Technique de Daumas-Lautier *négative.*

Numération des éléments: 1.100 éléments.

Formule cytologique:

Cellules endothéliales.	72 0/0
Leucocytes	28 0/0
Soit..........	
lymphocytes.	18 0/0
polynucléaires	10 0/0
Hématies....	peu nombreuses

Observation 4

M... N° 7. Pleurésie séro-fibrineuse.

	liquide pur	dilué à $^1/_{20}$	$^1/_{100}$	$^1/_{200}$	$^1/_{500}$
Réaction de Rivalta	+	+	+	+	—
Technique Daumas-Lautier	+	+	+	+	+
Eau pure	+	—	—	—	—

La limite de sensibilité est notablement augmentée avec notre technique.

Observation 5

Salle Rossetti, n 16. — Hydrothorax.

	liquide pur	dilué à $^1/_{20}$	$^1/_{50}$
Réaction de Rivalta	+	+	—
Technique Daumas-Lautier	+	+	—
Réaction à l'eau pure	+	+	—

Conclusion: réaction acétique négative.

Numération des éléments nucléés:

2.000 éléments par m/m. cube

Cellules endothéliales.	70 0/0
Leucocytes	30 0/0
Lymphocytes	25 0/0
Polynucléaires	5 0/0

Observation 6

Hydrothorax. Malade en asystolie avec anasarque.

Réaction de Rivalta *positive.*

Technique de Daumas-Lautier *négative.*

Examen du liquide :

1.700 éléments nucléés	
Cellules endothéliales.	74 0/0
Leucocytes	26 0/0

Observation 7

M. S... Pleurésie séro-fibrineuse.

Premier examen: 10 juillet.

Réaction de Rivalta *négative.*

Technique de Daumas-Lautier *positive.*

Formule cytologique :

1.780 leucocytes	
Lympocytes	93 0/0
Polynucléaires	3 0/0
Cellules endothéliales.	4 0/0

Deuxième examen:

Réaction de Rivalta faiblement *positive.*

Technique Daumas-Lautier *positive.*

Formule cytologique :

1.950 leucocytes	
Lymphocytes	88 0/0
Polynucléaires	6 0/0
Cellules endothéliales.	6 0/0

CONCLUSIONS

Des observations précédentes nous pouvons conclure :

1° Que la réaction de Rivalta, telle qu'on la pratique couramment, donne des résultats inconstants ;

2° Pour pratiquer rigoureusement la réaction acétique on devra toujours se placer dans les conditions suivantes :

a) Eclairage latéral sur fond noir, et de préférence dans l'obscurité ;

b) Toujours opérer comparativement avec le réactif acétique et l'eau pure ;

c) Commencer à lire le résultat lorsque la réaction est « éteinte » avec l'eau pure, c'est-à-dire au moment où la *dilution* du liquide est telle qu'elle ne donne plus de réaction avec l'eau ;

3° Les résultats obtenus sont les suivants :

a) Dans les liquides inflammatoires tels que liquide de pleurésie séro-fibrineuse, liquide de péritonite, liquides articulaires (les observations seront publiées ultérieurement), etc., la réaction classique de Rivalta est suffisante ; elle concorde avec les résultats obtenus avec notre méthode ;

b) Avec les liquides d'hydrothorax, d'ascite mécanique et d'œdème, les résultats sont moins concordants:

1° A la première ponction:

Réaction de Rivalta négative.

Technique sensibilisée après correction à l'eau, négative;

2° A la seconde ponction:

Réaction de Rivalta positive.

Technique sensibilisée, après correction à l'eau, négative;

3° Après une série de ponctions:

Réaction de Rivalta positive.

Technique sensibilisée, après correction à l'eau, souvent positive;

c) Avec les liquides d'origine mécanique (d'après l'examen clinique), la réaction de Rivalta, bien conduite et dans des conditions d'éclairage suffisant, est très souvent positive. Notre technique, dans ces cas, nous a permis d'obtenir des résultats en concordance avec ceux de l'examen clinique;

d) Inversement, dans certains cas où la réaction de Rivalta s'est montrée négative, nous avons pu, grâce à l'éclairage latéral sur fond noir, obtenir une réaction positive; cette réaction est restée positive après l'extinction de la réaction à l'eau pure;

4° La matière qui précipite ne paraît pas être la fibrine;

5° La réaction acétique, effectuée avec le sang, est toujours positive à la dilution d'environ 1/100°.

D'après nos premiers résultats elle ne peut pas être

utilisée pour le diagnostic ni pour le pronostic des maladies infectieuses aiguës, ni par son taux limite de précipitation, ni par ses variations;

6° Avec le liquide céphalo-rachidien normal la réaction sensibilisée est négative.

Avec les liquides pathologiques, la réaction devient positive dans les méningites aiguës.

Les recherches précédentes sont le prélude d'expériences que nous allons poursuivre.

BIBLIOGRAPHIE

ALONZO. — Sul valore differenziale di alcuni caratteri dei versamenti, meccanici inflamatori. *Riforma Medica,* 292, 1909.

BIACCARANI. — *Riforma Medica,* n° 104, 1901.

BORIANI. — Corriere Sanitore, n° 270, 1901.

BARBIER DE LA SERRE. — Thèse Bordeaux, 1909 : La réaction de Rivalta en clinique médicale.

BERGER. — *Riv. crit. di clin. medica,* 35-38.

BLEMENTHAL (A.). — Recherches expérimentales sur les exsudats et les propriétés de leurs cellules. *Journal de Méd. de Bruxelles,* IX, 589, 593, 1904.

BIANCHI. — Traduz deil del trattato di seimeiotica di Gichlost.

BUFFARDT. — Sally Wallenstein.

CASTELLINO. — *Archivio Italiano di Medecina* (Il morgagni, 1894-1895)..

CICCHINI. — *Rivista crit. di clin. medica,* 1891.

CECONI e MICHELI. — *Riforma Medica,* vol. III, 389,190.

CONRETTI. — Congrès international de Paris, 1900.

COLLET. — *Précis de pathologie interne.*

CALVO (A.). — *Zeistschi. J. Klin. Med.,* Bd, 51 H, 5, 6, 1904.

CIRAULO. — *Gazetta degli Hospedali,* n° 28, 1904.

CHIADINI. — *Clinica Medica Italiano,* 1905.

CARCOFINO. — Thèse de la Faculté de Médecine de Montpellier, 1922.

DAUMAS et LAUTIER. — *C. R. Société Biologie,* mars 1923.

DAUMAS et LAUTIER. — *C. R. Société Biologie,* juin 1923.

DAMINICE GORI. — Sul caratteri differenziale per essudati et trasudati. *Arch. Ital. di Clin. Med.,* Milano, XXXIV, 211, 258, 1895.

DEVOTO. — 1891. *Archiv. Ital. di Clin. Med.*

DEVOTO. — 1898. Agguinte alla traduz di Leitz. Milano. Valardi, *Riforma Medica.*

ETIENNE. — Province Médicale, 1908.

FREDERICQ (L.). — *Archives de Biologie,* I, 457, 1880.

FANO. — *Lo Sperimentale,* 1892.

FELDIMANN. — *Citato da Memmi,* p. 143.

FLANCHINI (Filippo). — *Citato da Memmi.*

FRERICHT. — *Citato da Zeri,* p. 437.

GALDI. — *Clinica Medica Italiano,* 65, 1905.

GALVAGNI et BASSI. — *Tratt. italiano dit Pat. et Terap.* Mala del perineo, Milano, Vallardi.

GAUTIER. — *Cours de Chimie, Paris,* 1892.

GRAMEGUA. — Sul valore della citodiagnosi dei versamenti cavitari. *Riforma Medica,* 769.

GALTETTA. — 1908. Ricerche sulla diagnosi differenziale per essudati et trasudati. *Il Polichlinico Ser. Med.,* n°s 7, 8, 9.

GROCCO. — 1884. *Gaz Med. Lombard.,* 5.

JARDINI. — 1902. *Riforma Medica,* vol. IV.

JANOWOKI. — *Berliner Klin Wochens,* 44, 1412.

JANOWOKI. — 1908. Sulla diagnosi différenziale pra trasudati ed essudati per mezzo diunne prova con acido acetico formente diliuto (prova di Rivalta). *Policlinici,* 1908.

JAVAL. — 1912, p. 390, *Presse Médicale:* Sur la réaction de Rivalta.

JAVAL. — 1912, p. 358 : Sur la réaction de Rivalta. *Gazette des Hôpitaux.*

CANDOLFI. — 1906. Contributo alla diagnosi differenziale per essudati ed trasudati. *Il Tommasi,* nº 7.

LAUTIER. — 1909. Réunion biologique de Bordeaux, 6 juillet.

LOTTI. — 1904. Contributo alla cito diagnosi di versamenti delle sierose. *Riv. crit. di Clin. Med.,* 283.

MARCET. — 1817. Chemical account of various dropsical fluids; With remarks on the nature of the alkaline matter contenaaid in these fluids. *Med. Clin., Trans.,* London, II, 342, 384.

MÉHU. — 1877. Etude sur les liquides pathologiques de la cavité péritonéale. *Arch. Gén. de Méd.,* Paris, novembre, 513.

MAKLEN, REGNARD, BOUVALET. — *Gazette des Hôpitaux,* 1912, p. 1077. Recherches sur la réaction de Rivalta.

MEMMI. — 1905. Contributo alla diagnosi differenziale per essudati e trasudati con particulare signardo alla lipasi. *Clinica Medica Italiano,* nº 3.

MARJET. — 1898. *Traité de diagnostic médical.*

MARAGLIANO. — 1897. *Gaz. degli ospedali,* 754.

MOSCATELLI. — *Citato da Zeri,* p. 437.

PATRIN et MICHEL. — 1904. *Semaine Médicale,* nº 4.

PATTELLA. — 1901. Congr. di med. int. di Pisa.

PIE (G. P.). — Sally Wallestein.

PRIMAVERO. — *Manuale di Clinica e miscrocopia,* II, p. 230, 332, 335, 336., 357, Napoli, Jovens.

Rivalta. — Zur Unterscheidung der transsudate and exsudate. *Berlin, Klin. Wochens.*, n° 12, 630.

Riva. — *Tratt Ital dit Pat. e Terap.* Malalla della pleura, Milano, Vallaudi.

Rivalta. — *Il policlinico Archivio*, n° 10 à 11, 1905.

Rivalta. — *Il policlinico Sez. Prat.*, n° 4, 1904.

Rivalta. — Crongresso di Med. int.

Rivalta. — *Riv. crit di clin. medica*, 335, 1903.

Rivalta. — Su diuna mova reazione per la diagnosi clenica differenziale pra gli essudati sicrosi ed, semplici trasudati. *Riforma Medica*, Napoli, 2, 242, 245.

Rivalta. — Un metodo per stabilea la diagnose differenziale pra il liquido essudati e trasudate. *Lo Sperimentale, Firenze*, IX, 391-392.

Robin. — Sur l'exsudation et les exsudats. *Journ. de l'anat. et de la physiol*, Paris, IX, 628, 640.

Romanelli (Giovanni). — Sul valore diagnostico della prova di Rivalta. *Gazetta degli Ospedali*, 975, 1908.

Sainsperre. — Sur la composition chimique des épanchements pleurétiques. *Montpellier Médical*, x, 442, 449, 1863.

Santoni et Tomaca. — *Riforma Medica*, III, 147, 1894.

Sabrazès. — Procédé permettant de différencier un liquide d'exsudat inflammatoire d'un épanchement séreux simple. *Journ. de Méd. de Bordeaux*, n° 4, 1896.

Sabbazès. — La soi-disant réaction de Rivalta. *Gazette Hebd. des Sc. Méd. de Bordeaux*, 9 nov. 1902.

Simonelli. — *Nuova Riv. Clin. Térap.*, 1901.

SILVA. — Essudati e Trasudati. *Boll. di clin.* Milano, XX, 164, 178.

SANTINI et ROMANI. — Il policlinico. *Ser med. Gennais,* 1905.

SPOLVERINI. — Sulla cirrossi hepatica infantile. *Rivista clinica pediatisa,* 1905.

SABLI. — *Citato nel Savoro.* ... ...

SENATOR. — *Citato du Wesener,* loc, cit., p. 42.

TOMAGHI. — Contribuicão ao diagnostico dos essudatos e transudatos. Thèse de Rio-de-Janeiro, 1906.

ZERI. — 1902. *Il Policlino,* 14 giuguo.

ZERI. — 1903. *Il Policlino,* Ser. Med., 433.

www.ingramcontent.com/pod-product-compliance
Ingram Content Group UK Ltd.
Pitfield, Milton Keynes, MK11 3LW, UK
UKHW021522260726
13993UKWH00004B/1833